NOTICE

SUR LES EAUX MINÉRALES

DU MASCA.

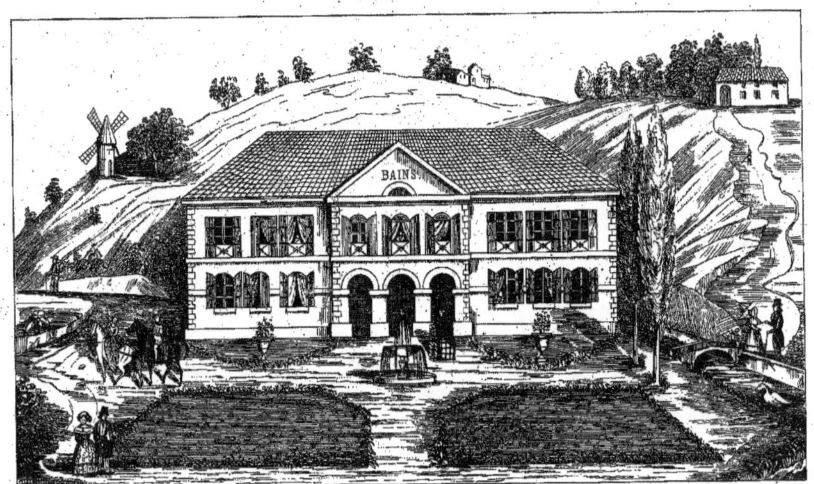

BAINS DU MASCA
(GERS)

NOTICE

SUR LES

EAUX MINÉRALES

SULFUREUSES ET FERRUGINEUSES

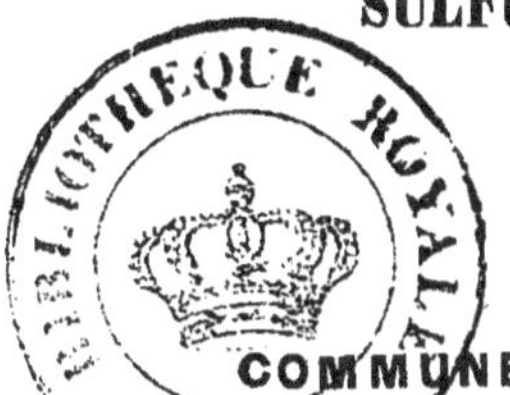

DU MASCA

COMMUNE DE CASTERA-VERDUZAN (GERS).

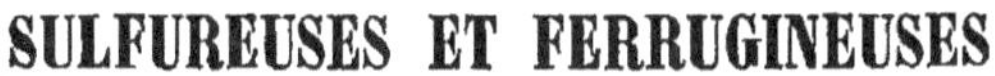

> « Les eaux minérales sont une richesse
> » dont on doit compte à l'humanité. »
> ALIBERT.

Par M. Noulet

TOULOUSE,

TYPOGRAPHIE DE BONNAL ET GIBRAC,

Rue Saint-Rome, 46.

1845.

L'habitude où nous sommes, dans le midi de la France, de porter notre pensée vers les établissements thermaux des Pyrénées, toutes les fois que la question des eaux minérales se présente à notre esprit, nous a rendus indifférents, même dédaigneux pour les sources de cette nature réparties dans le bassin tertiaire, qui, du pied de ces monts, étend ses larges proportions dans l'Aquitaine et le pays Toulousain.

La portion du département du Gers enclavée dans l'ancien Armagnac compte un bon nombre de sources sulfureuses et ferrugineuses : les boues de Barbotan, les eaux de Castera-Verduzan jouissent d'une réputation méritée et toujours croissante; déjà, les médecins et les malades placent sur la même ligne les THERMES DU MASCA nouvellement établis, auxquels nous consacrons cette notice.

Le propriétaire actuel , M. Pellefigue-Luppé , guidé par le zèle qu'inspire à toute âme généreuse la confiance de faire quelque chose d'utile , a voulu donner aux sources renommées, mais négligées du Masca, le lustre qu'elles méritaient, en les rendant abordables aux malades qui ont tant à espérer des effets salutaires de l'administration rationnelle de leurs eaux. Pour atteindre ce but, depuis long-temps désiré, M. Pellefigue n'a reculé devant au-cune dépense; et là où naguère on ne voyait qu'une prairie, d'où s'élevaient des émanations sulfureu-ses qui indiquaient les richesses thérapeutiques enfouies dans ce sol abandonné, se montre au-jourd'hui un établissement vaste et élégant, où les baigneurs trouvent réuni tout le confortable des thermes les plus fréquentés.

Il fallait, pour que M. Pellefigue songeât à réa-liser une telle entreprise et la menât à heureuse fin, qu'il fût soutenu par une grande confiance dans la valeur de ces sources. Nous sommes persuadés que le public pensera comme lui, et que bientôt M. Pellefigue recueillera le fruit de tous les sacrifices qu'il s'est imposés.

L'établissement du Masca , autorisé par M. Cu-nin-Gridaine, ministre de l'agriculture et du commerce, par un arrêté à la date du 8 mai 1844, est situé dans la commune de Castera-Verduzan, à une distance de 4,000 mètres de Castera-les-Bains, avec lequel il communique directement par un embranchement, qui de la route royale d'Auch à Port Ste-Marie conduit à Fleurance par Cessan et Raigemont. On arrive donc facilement et commodément de toutes parts au Masca ; les rapports continuels avec l'établissement voisin de Castera-les-Bains sont rendus on ne peut plus faciles par le service régulier d'un omnibus.

Situé dans un bassin qui s'ouvre dans la riante vallée de la *Hountan,* au milieu de l'air pur des champs, entouré de sites pittoresques et exposé à l'influence salutaire de la lumière solaire, l'établissement du Masca réunit les conditions hygiéniques regardées si utiles, quelquefois même indispensables pour obtenir de l'usage des eaux minérales les bons effets que nous en attendons.

Le nouvel établissement est placé à une très-petite distance de la prairie d'où naissent les sources ; les eaux recueillies avec soin, à l'endroit d'où elles sourdent, sont amenées par des conduits souterrains jusqu'à un appareil ingénieux qui élève leur température à un degré convenable. De là elles sont distribuées dans vingt-quatre baignoires.

L'abondance de l'eau sulfureuse est si considérable

qu'elle pourrait alimenter un bien plus grand nombre de baignoires à la fois ; mais tel qu'il est constitué aujourd'hui, l'établissement peut suffire à servir plus de 250 bains par jour et trois appareils de douches. Des buvettes sont mises à la disposition des malades. Enfin on y a conservé, et c'est là une excellente idée, des *boues*, comme à Barbotan, en disposant convenablement un bassin à cet effet (1).

---

(1) L'établissement du Masca est heureusement approprié. Il renferme des appartements commodes, bien aérés, distribués avec goût, et disposés de manière à pouvoir satisfaire à toutes les convenances. A part un vaste salon de compagnie et une spacieuse salle à manger, on y compte un grand nombre de chambres avec cheminée, contenant quarante lits, dont la plupart de maître.

Un restaurant et une salle de billard sont placés dans un local particulier et isolé, quoique dépendant de l'établissement principal. Et pour que rien ne manque à la commodité des baigneurs, les fondements d'une chapelle viennent d'être posés ; en peu de temps, cette pieuse fondation complètera les désirs des malades, qui, sans déplacement, pourront assister aux offices divins.

NOTICE

sur les

EAUX MINÉRALES SULFUREUSES ET FERRUGINEUSES

DU MASCA.

Voici encore des eaux minérales que nous venons faire connaître, en les ajoutant à la liste déjà si longue de ces moyens curatifs que la nature inépuisable dans ses bienfaits, a répandus à la surface de la terre avec une sorte de profusion. Non pas que les eaux du *Masca* ne soient connues que d'hier, tant s'en faut, mais parce que la science s'est chargée depuis peu de les apprécier et de leur donner cette dernière consécration qui leur manquait et qui leur a fait prendre place parmi les établissements ouverts sous les auspices du gouvernement. Honneur à l'homme intelligent et dévoué qui a compris tout le parti que l'humanité et son pays pourraient retirer de ces eaux si long-temps négligées, malgré leur antique renom.

Qu'étaient, il y a à peine vingt-cinq ans, les sources de *Castera-les-Bains*, voisines de celles du Masca ? Des *boues* salutaires, dont la réputation ne s'étendait pas au-delà d'un rayon très limité. Que sont-elles devenues depuis qu'un propriétaire intelligent et zélé les a recueillies avec soin ? Elles ont donné naissance à un établissement de plus en plus fréquenté, autour duquel s'est élevé, en peu de temps, un gracieux village. Le développement si rapide du nouveau *Castera*, fait pressentir l'avenir très-prochain du *Masca*.

Avant que M. Pellefigue-Lupé eût songé à réaliser un projet que bien d'autres avaient conçu avant lui sans doute, le *Masca* n'était qu'un marécage fangeux, d'où s'échappaient des sources sulfureuses abondantes, qui se perdaient bientôt dans un ruisseau. Ajoutons que tout autour du point où naissent les sources sulfureuses, se montraient, bien distinctes de celles-ci, plusieurs sources ferrugineuses à divers degrés. Mais ce lieu, quoique renommé dans la contrée, était un véritable désert. Aussi, n'était-ce point sans surprise que l'on y voyait arriver, tous les ans, de nombreux malades, pleins de foi, qui venaient demander la santé à ces sources abandonnées. Il fallait certes avoir une grande confiance dans la vertu thérapeutique de ces eaux, pour que des personnes de tout rang accourussent pour en faire usage, là où elles ne trouvaient pas même un abri !

Mais déjà, dans ces mêmes lieux, un établissement depuis peu terminé offre aux malades une station, sous tous les rapports convenable. En élevant ce monument, le propriétaire a tenu à réunir l'agréable à l'utile, et il faut le dire, il a réussi. Bientôt des habitations commodes et des plantations dirigées avec goût prendront place, d'après un plan uniforme, arrêté d'avance, autour de l'établissement de bains et constitueront une charmante oasis au milieu de la riche vallée de la Hountan.

L'histoire des eaux du *Masca*, considérées au point

de vue thérapeutique, se perd dans la nuit du passé.
On comprend, au reste, sans peine que des malades dé-
sespérant de guérir par les secours ordinaires de la
médecine, aient eu recours à ces eaux dont l'odeur et
la saveur sulfureuses trahissaient des propriétés parti-
culières, et de même pour les sources ferrugineuses.
C'est ainsi d'ailleurs que l'on a procédé primitivement
dans l'emploi de toutes les eaux minérales devenues cé-
lèbres. Mais si nous ne savons rien de précis sur l'é-
poque à laquelle remonte l'appréciation thérapeutique
des eaux du Masca, il nous reste un témoignage écrit de
l'estime que nos pères faisaient de ses *boues*, dans un petit
ouvrage, devenu fort rare, et qui a pour titre : *Lettre
de M.*** à un de ses amis , touchant les eaux minérales de Lavardens* (1).

Quoique l'auteur ait eu principalement en vue de
célébrer les vertus d'une source voisine, mais différente
par sa nature de celles du Masca, il n'a pu passer sous
silence les eaux qui nous occupent (les sulfureuses), et
faire ressortir toute leur importance, soit en les appré-
ciant d'après les idées du temps, soit en rapportant
plusieurs cures remarquables qui avaient été le résultat de leur emploi. Laissons parler l'auteur : « Mais
» ces eaux ne sont pas la seule merveille dont la na-
« ture féconde et libérale a enrichi nos heureuses con-
» trées.

« Il y a encore, près de la dite fontaine, des *boues ad-*

---

(1) Auch, Duprat, imprimeur, 1747, pag. 12.—La commune de
Lavardens est limitrophe de celle de Castera-Verduzan , sur le ter-
ritoire de laquelle sont situées les sources du Masca et par consé-
quent l'établissement que nous voulons faire connaître.

» *mirables* que la même habile et bienfaisante main
» a formées ; ce riche présent n'est pas moins digne de
» la bonté qui nous l'a donné ; elles sont très-propres
» à une infinité de différents maux, et les effets sur-
» prenants qu'elles produisent sont des témoignages
» éclatants de leurs singulières qualités. »

» Je ne vous en ferai point l'analyse pour ne pas
» passer les bornes que je me suis prescrites; je vous
» dirai seulement qu'elles sont chaudes et de la couleur
» de fer (1), qu'elles sont molles, et qu'elles sentent beau-
» coup la boutique du forgeron ; je ne sais comment vous
» l'exprimer autrement ; elles guérissent la gale et la ro-
» gne, les douleurs et les nerfouleures, les rheumatismes
» et plusieurs autres maladies ; elles ne le cèdent point,
» dit-on, à celles de Barbotan ; on en use à peu près
» de même et pour les mêmes infirmités. »

Plus loin (page 24) l'auteur cite trois cures dues à
l'usage des *boues* de Lavardens; quoique bien incomplètes
sans doute, on lira ces trois observations avec intérêt;
nous citons textuellement:

» Le frère de M. le juge de Lavardens avait une dou-
» leur rheumatique à un bras, de laquelle il souffrait
» beaucoup, et qui l'empêchoit, par temps, de re-
» poser un moment; il en fut guéri l'année passée par
» les dites boues de Lavardens, en les appliquant seule-
» ment sur la partie douloureuse en forme d'emplâtre.»

» Un paysan d'alentour, qui avoit la gale, après avoir
» inutilement mis en usage plusieurs remèdes, se veau-
» tra deux ou trois fois seulement dans ces boues et
» fut d'abord guéri. »

---

(1) L'auteur applique ici aux sources sulfureuses la couleur des eaux
des sources ferrugineuses. Les sulfureuses sont limpides et incolores.

« Le nommé Vital, du hameau de Leyreté, avoit un
» rheumatisme sur les jambes et sur les cuisses ; aussi
» perclus de ses membres qu'un vrai paralytique, il eut
» recours aux eaux et aux boues de Lavardens, et bientôt
» après on le vit entièrement guéri. »

Telles étaient les idées répandues dans l'Armagnac ,
en 1747, sur les propriétés des boues du Masca, auxquelles on attribuait, avec raison, la même valeur qu'aux
boues si justement renommées de Barbotan , idées que
partageait le médecin royal de la ville d'Auch , le docteur Solirène, en donnant son approbation à l'ouvrage
que nous venons de citer et qu'il *estimoit devoir être
très utile au public.*

Malgré, ou peut-être même à cause de la haute réputation des sources du Masca, on n'avait pas cherché à
apprécier par l'analyse chimique la composition de leurs
eaux. Ce ne fut que pendant l'automne de 1843, et sur
l'invitation de M. Pellefigue, propriétaire de l'établissement, que deux professeurs de l'école de médecine de
Toulouse, MM. Noulet et Filhol, se rendirent sur les
lieux et y dressèrent un rapport qui motiva l'autorisa-
tion que M. le ministre de l'agriculture et du commerce
accorda, d'ouvrir cet établissement au public.

Nous ne saurions mieux faire que de citer dans son
entier le travail des auteurs du rapport, si propre à
présenter, quoique dans un cadre restreint, une idée
exacte de l'origine des sources sulfureuses du Masca, de
leur thermalité, et enfin du principe minéralisateur
qui leur donne les propriétés thérapeutiques dont elles
jouissent.

« Nous soussignés, Noulet, professeur d'histoire naturelle médicale, à l'école de médecine de Toulouse, et Filhol, professeur de chimie à l'école de médecine de la même ville, déclarons nous être rendus le 15 octobre 1843, sur la demande de M. Pellefigue, dans sa propriété dite du *Masca*, commune de *Castera*, département du Gers, à l'effet de procéder à l'analyse des diverses sources d'eaux minérales, qui existent sur cette propriété.

Nous avons inspecté d'abord très-soigneusement la localité dans laquelle se trouvent les sources, étudié la nature du terrain qu'elles ont dû traverser, et procédé à l'analyse de l'eau qu'elles fournissent ; analyse que nous rapporterons plus bas.

Le Masca est situé dans le petit vallon, qui sépare la commune de Jegun, de celle de Castera-Verduzan, et qui vient déboucher dans la vallée de la Hountan.

Les collines qui entourent de toutes parts ce petit bassin, appartiennent à un terrain supra-crétacé ou tertiaire, et sont constituées par des bancs de calcaires purs ou argileux, d'argiles souvent ferrugineuses, de sables, de mollasses. Dans toute la contrée, on trouve des amas, souvent fort considérables, de gypse, subordonnés à cette grande formation.

A l'extrémité du vallon, une surface d'environ 80 ares est occupée par une prairie tourbeuse : c'est de là que sourdent deux sources sulfureuses ; en amont, et à 20 mètres de distance à peu près, prennent naissance plusieurs sources ferrugineuses.

La prairie tourbeuse est constituée par une masse de tourbes anciennes, d'environ 20 mètres de profondeur, et dont la formation se continue encore, à la surface ; elle est traversée par une nappe d'eau, tout-à-fait indépendante de celle du ruisseau du Masca, qui coule à peu de distance.

Sur deux points de cette prairie : en haut dans la direction du nord-est et en bas dans celle du sud-ouest, sourdent deux sources sulfureuses abondantes.

La première, que nous nommons *source supérieure*, coule par un tuyau métallique, et est immédiatement reçue dans un petit bassin couvert en planches.

La température de l'eau dans le bassin était, au moment de l'expérience, de 16° centigrade, celle de l'air extérieur étant de 14,5.

La seconde source, que nous nommons *source inférieure*, est conduite à l'extérieur par un canal en brique, et va se perdre dans un fossé voisin.

L'eau de ces sources est d'une limpidité parfaite ; elle laisse déposer sur les conduits qui lui donnent issue, une petite quantité de soufre qu'il est facile d'y apercevoir.

Son odeur est franchement sulfureuse.

Sa saveur est également sulfureuse et très-prononcée; cette eau noircit promptement les objets d'argent ou de cuivre. Sa densité est à celle de l'eau distillée, dans le rapport de 1006 à 1000 (1).

---

(1) Les eaux sulfureuses accidentelles ne contiennent pas de barégine. Quand elles contiennent une matière organique, cette substance est de l'acide crénique. Ces eaux laissent déposer dans les parties exposées à l'air une substance organique blanche, à laquelle M. Fontan a donné le nom de *sulfuraire blanche*, que l'on retrouve au Masca. Lorsque l'eau coule dans des points frappés par les rayons solaires, la sulfuraire n'a pas toujours la couleur blanche et n'est pas pure : elle est alors mêlée d'oscillaires très-tenues, et d'une couleur brunâtre.

Analysée à la source au moyen du sulfydromètre de M. Dupasquier, elle a donné les résultats suivants :

1000 grammes d'eau ont absorbé, avant de bleuir l'amidon : 0,047 d'iode ; ce qui donne pour cette quantité d'eau 0,002 de soufre ou bien 0,0045 de sulfure de calcium ; nous verrons plus tard en effet que c'est à ce dernier sulfure que l'eau doit ses propriétés.

Exposée à l'air, elle s'altère avec assez de rapidité, et perd, au bout de peu de temps, son odeur et sa saveur sulfureuse.

Le sulfate de cuivre y détermine la formation d'un précipité brun verdâtre.

Le nitrate d'argent lui communique une couleur brune, et le précipité de sulfure d'argent se sépare avec lenteur, mais devient cependant bien manifeste.

Les acides avivent l'odeur de cette eau.

Le chlorure de barium n'y produit pas de précipité immédiatement ; il y produit au contraire un précipité de sulfate de baryte, si l'eau a été conservée quelque temps.

L'acide oxalique y détermine la formation d'un abondant précipité d'oxalate de chaux.

L'ammoniaque n'y produit pas de précipité.

10 litres de cette eau évaporée à siccité au bain marie, ont donné 3 grammes 462 milligrammes de résidu sec ; ce résidu a été examiné de la manière suivante :

Traité par l'alcool bouillant (à 36° cartier), il lui cède une matière colorante brune de nature organique, et en même temps quelques chlorures ; le soluté alcoolique évaporé à siccité au bain marie, donna un résidu pesant 0,824 ; ce résidu fut dissous dans l'eau distillée, et traité par le nitrate d'argent, il donna un abondant précipité caillebotté, d'un brun violacé, soluble dans l'ammoniaque, et insoluble dans l'acide azotique. La liqueur au milieu de laquelle s'était formé ce précipité de chlorure d'argent, était devenue incolore ; il était évident que la matière organique avait été entraînée par le chlorure d'argent, et précipitée avec lui.

Le précipité de chlorure d'argent bien lavé à l'eau distillée, fut ensuite lavé avec de l'acide chlorhydrique pur, auquel il céda sa matière colorante, qui fut ainsi isolée, évaporée à siccité et chauffée fortement ; après avoir été additionnée d'un peu de potasse, elle se décomposa en répandant une odeur ammoniacale, cette matière d'apparence extractiforme nous a paru ressembler à l'acide crénique.

La liqueur dans laquelle s'était formé le précipité de chlorure d'argent, fut débarrassée de l'excès de nitrate d'argent par l'acide chlorhydrique pur; filtrée et saturée ensuite par l'ammoniaque, elle donna alors avec l'oxalate d'ammoniaque un précipité d'oxalate de chaux.

La liqueur filtrée fut évaporée et le résidu sec fut chauffé au rouge, au contact de l'air ; ce résidu refroidi fut traité par l'eau distillée qui laissa un résidu blanc pulvérulent, doux au toucher, formé de magnésie.

La partie soluble du résidu calciné donnait avec le chlorure de platine un léger précipité jaune grenu, indiquant la présence d'une trace de potasse; elle fut additionnée d'un petit excès d'acide sulfurique, évaporée à siccité, calcinée de nouveau ; le résidu de la calcination étant repris par l'eau distillée, la solution aqueuse qui en résulta, fut concentrée et donna des cristaux blancs aiguillés qui ne tardèrent pas à s'effleurir et qui étaient formés presque en totalité de sulfate de soude.

Les sels que renfermait la solution alcoolique étaient

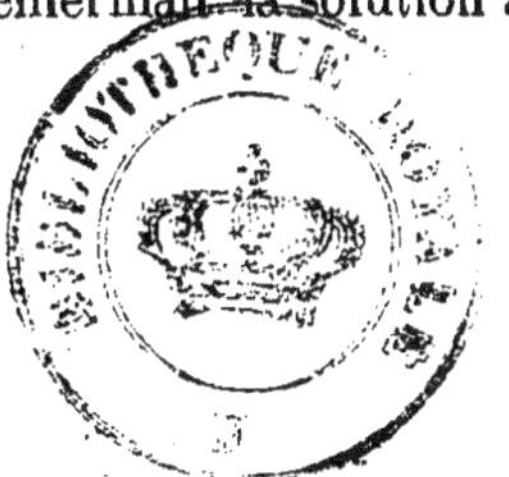

donc les suivants : chlorure de sodium, de calcium, de magnésium, et une trace de chlorure de potassium ; — plus, une matière organique.

Le résidu insoluble dans l'alcool, fut traité par l'eau distillée froide ; le soluté aqueux évaporé avec soin donna un résidu sec pesant 0,807 : il fut redissous dans l'eau pure, et donnait alors avec le chlorure de barium, un précipité de sulfate de baryte ; il précipitait en blanc par l'ammoniaque ; il donnait avec l'oxalate d'ammoniaque un léger précipité d'oxalate de chaux ; il renfermait aussi un peu de matière organique décomposable par la chaleur et semblable à celle dont nous avons déjà parlé.

Ce soluté renfermait encore quelques traces de chlorure que l'alcool n'avait pas enlevé en entier, et en outre du sulfate de soude, du sulfate de magnésie, et une trace de sulfate de chaux.

Le résidu insoluble dans l'alcool et dans l'eau froide, pesait 1,820 ; il fut dissous dans l'acide azotique pur et produisit en se dissolvant une vive effervescence d'acide carbonique : la solution évaporée à siccité, et reprise par l'eau, laissa un résidu insoluble analogue à l'acide ulmique.

Le liquide précipitait légèrement par l'ammoniaque, le précipité renfermait une trace d'alumine, et une trace d'oxide de fer.

L'oxalate d'ammoniaque y formait un abondant précipité d'oxalate de chaux.

Le chlorure de barium y formait un précipité blanc de sulfate de baryte.

Les sels insolubles, dans l'eau et dans l'alcool, étaient donc formés, presque en totalité, de carbonate de chaux, et retenant un peu de sulfate de chaux, plus une trace d'alumine, d'oxide de fer; et enfin une matière analogue à l'acide ulmique, qui est peut-être de l'acide apocrénique.

Il résulte de l'analyse que nous venons de rapporter, que les deux sources précédentes sont réellement sulfureuses, et appartiennent à la classe de celles que M. le docteur Fontan désigne sous le nom d'eaux sulfureuses accidentelles. La nature du terrain dans lequel elles se forment, et le résultat de l'analyse chimique ne peuvent laisser aucun doute à cet égard (1).

---

(1) « *Les eaux sulfureuses naturelles* sont celles qui sortent vrai-
» ment sulfureuses des roches primitives, et probablement telles
» aujourd'hui qu'elles étaient le jour où se sont produites les chaî-
» nes de montagnes d'où elles naissent. »

« *Les eaux sulfureuses accidentelles* sont celles qui acquièrent
» cette qualité par la décomposition de leurs principes, sous l'in-
» fluence de matières organiques en décomposition.... Celles-ci ne
» sortent jamais des roches primitives ».

Voyez, dans les comptes rendus des séances de l'Institut, *Rapport sur un mémoire de M. Fontan, relatif à la composition des eaux minérales de l'Allemagne*, etc.; tom. 12, p. 936.

Nous n'ajouterons qu'un mot sur la production du phénomène de la sulfurisation dont les eaux du Masca sont le siége, et dont il est facile de se rendre compte, en se rappelant, ainsi que le disent dans leur rapport MM. Noulet et Filhol, que le sulfate de chaux abonde aux environs du Masca et que les eaux qui traversent la tourbière sont chargées de ce sel.

Dès lors, on comprend avec M. Fontan que ces eaux en filtrant à travers les substances organiques qui sont déjà dans un état commençant de décomposition, cèdent l'oxygène de leur sulfate à la matière organique, pour former de l'acide carbonique et de l'eau, et le soufre reste combiné avec le métal (*calcium*) à l'état de sulfure; mais l'acide carbonique qui se forme en même temps, décompose une portion du sulfure, et déplace de l'acide sulfydrique, qui reste en dissolution dans l'eau.

Il faut donc rejeter, dans l'état actuel de la science, les explica-

Les sources ferrugineuses que nous avons citées plus haut, appartiennent à la classe des sources *ferrugineuses crénatées*. L'on sait que ces dernières existent presque toujours au voisinage des sources sulfureuses accidentelles.

La quantité de soufre que renferment les eaux sulfureuses, nous paraît suffisante pour leur communiquer des propriétés médicales bien prononcées. La réputation dont elles jouissent dans tout le pays, même auprès des médecins qui ont eu l'occasion d'en prescrire l'usage à leurs malades, vient d'ailleurs appuyer assez fortement notre manière de voir pour qu'il soit inutile de chercher de nouvelles preuves; nous fournirons néanmoins les suivantes qui nous paraissent concluantes :

1° Les eaux minérales de Castera-Verduzan, situées à une très-petite distance de celles du Masca, et dont la réputation est solidement établie depuis long-temps, ont une origine absolument identique; et leur composition doit être fort analogue à la composition des eaux du Masca.

2° Les eaux minérales accidentelles sont d'autant

----

tions données jusqu'à ce jour sur l'origine des sources sulfureuses de l'ancien Armagnac. **M.** Bazin, médecin inspecteur-adjoint de l'établissement de Castera-Verduzan *(Observations sur les eaux minérales de Castera-Verduzan)*, reproduisant l'opinion de **M.** le comte de B***, a fait venir ces eaux des **Pyrénées** ; tandis que **M.** le docteur Molas, dans sa remarquable *Esquisse d'une topographie médicale de la ville d'Auch et de ses environs*, a supposé que les eaux minérales de cette partie du département du Gers sourdent des flancs d'anciens volcans éteints, quoique, nulle part, on ne trouve, dans cette localité, des traces de terrains volcaniques.

plus sulfureures qu'elles sont moins chaudes , et les eaux du Masca sont moins chaudes que celles de Castera, du moins s'il faut en juger d'après ce qui a été publié sur les eaux de Castera, qui auraient une température de 19,5 réaumur, la température de l'air étant de 12,5 (1).

Ainsi donc, s'il existe une différence entre les eaux de ces deux établissements, elle doit être à l'avantage de celles du Masca, (du moins sous le rapport de la quantité de soufre).

Nous concluons de tous les faits ci-dessus exposés, que les sources du Masca peuvent être employées avec succès comme moyen thérapeutique. L'efficacité des eaux minérales sulfureuses de cet établissement, nous paraît d'ailleurs mise hors de doute par leur ancienne réputation et les rapports écrits de plusieurs médecins de la contrée.

Fait à Toulouse, le 10 décembre 1843.

Nous croyons devoir faire suivre le rapport qu'on vient de lire, de quelques réflexions, afin de mieux le faire comprendre de ceux qui désireront arriver à une appréciation exacte des eaux sulfureuses du Masca. Ainsi, la dénomination de *sulfureuses accidentelles* que MM. Noulet et Filhol appliquent à ces eaux , d'après les vues de M. O. Henry et de M. le docteur Fontan (2), ne

---

(1) Voir la brochure intitulée, *Une saison aux bains du Castera-Verduzan*, pag. 81.

(2) Voy. *Recherches sur les eaux minérales des Pyrénées*, p. 101.

doit point étonner, car elle s'applique presque exclusivement à toutes les sources qui alimentent les établissements thermaux les plus fréquentés et les plus renommés hors des Pyrénées : les eaux sulfureuses d'Allemagne, de Belgique, de Suisse, de Savoie appartiennent à cette classe (1).

Contester la valeur thérapeutique de ces eaux équivaudrait à nier toute l'importance des eaux minérales. Car, sur quel fondement devrait-on faire reposer la certitude médicale, si l'on venait à rayer d'un trait de plume les vertus si souvent constatées, mises hors de doute, par des observateurs judicieux des eaux sulfureuses accidentelles d'Enghien, et de Spa, par exemple ?

Sans doute, l'analyse chimique démontre des différences notables dans la composition des eaux sulfureuses accidentelles comparées aux eaux sulfureuses naturelles, et M. Fontan (2) a eu raison de dire qu'elles ne se ressemblaient pas plus que le sulfydrate de soude ne ressemble au sulfure de calcium; mais s'ensuit-il qu'elles ne jouissent point de propriétés thérapeutiques analogues. On purge tous les jours des malades en administrant tantôt *le sulfate de soude*, tantôt *le sulfate de magnésie*; pourquoi se refuserait-on à admettre la plus grande analogie dans les effets d'eaux minérales qui emprunteraient leurs actions, sur l'organisme de l'homme, d'un sulfure ou d'un sulfydrate de soude (principes sulfureux des eaux naturelles), ou d'un sulfure de calcium, ou d'un hydrosulfate de chaux (principes sulfureux des eaux acci-

---

(1) Voy. le rapport de M. Dumas, dans les *Comptes rendus de l'Institut*, tom. 12, p. 937.

(2) Ouvrage déjà cité.

dentelles)? Ceci nous paraît conforme à toutes les règles de la logique , conforme surtout à l'observation des faits.

Ainsi, nous affirmons que, tout en différant essentiellement par leur principe minéralisateur des eaux sulfureuses naturelles, les eaux sulfureuses accidentelles, en général, et celles du Masca, en particulier, deviennent tous les jours, sous la direction d'un médecin instruit, des remèdes héroïques, seuls applicables comme moyens curatifs à une foule de maladies passées à l'état chronique, contre lesquelles toutes les ressources ordinaires de l'art de guérir ont été épuisées.

Bien mieux, et nous espérons convertir à notre opinion bien des médecins et bien des malades , les eaux sulfureuses accidentelles nous paraissent mieux appropriées que les sulfureuses naturelles , à la guérison de la plupart des affections contre lesquelles on dirige, sans trop de discernement, les unes et les autres. En effet, dans les eaux sulfureuses naturelles, la sulfuréité est plus élevée d'une part que dans les autres, et aussi leur thermalité, ce qui donne à leurs effets une activité souvent dangereuse, quelquefois fatale. Qui ne sait combien le mouvement réactionnaire, excitant, que ces eaux exercent sur tout l'organisme et en particulier sur les organes malades, est difficile à prévoir et à modérer lorsqu'il est établi, et qu'il fait passer au type sur-aigu des affections chroniques? De là le danger réel et si souvent constaté de l'emploi des eaux sulfureuses naturelles. Or, on n'a pas à craindre ces désastreux effets des eaux sulfureuses accidentelles, à cause de la petite quantité de principe minéralisateur qu'elles contiennent et de la thermalité calculée qu'on leur fournit artificiellement. Tout le monde sait que la plupart des remèdes dont l'action est la plus constante, ne jouissent de leurs effets curatifs qu'à des doses extrêmement peu considérables, et que passé ces limites, ils deviennent trop énergiques, quelquefois même de véritables poisons. Nous ne doutons pas qu'il en soit ainsi des eaux que la nature nous fournit, et que là aussi le principe curatif ne doive se trouver, pour être souvent utile et jamais nuisible, dans des proportions très-restreintes.

D'après ces vues, au lieu d'envoyer les malades *d'emblée*, comme on le fait habituellement, aux thermes Pyrénéens, mieux vaudrait, ce nous semble, dans une foule de cas, les diriger d'abord sur les établissements des eaux sulfureuses accidentelles, sauf à compléter la cure de certaines affections par l'action plus énergique des eaux sulfureuses naturelles, après que l'on aurait disposé les malades à leur tolérance par l'usage bien dirigé des sulfureuses accidentelles.

Au reste, qu'on ne se méprenne pas sur le sens réel de notre opinion. Nous ne nions point l'efficacité si bien établie des eaux thermales sulfureuses des Pyrénées contre une foule de maladies, nous soutenons seulement que, quoique variables sous le double rapport de la sulfuréité et de la thermalité, de source à source, et, dans les établissements, de robinet à robinet, les plus faibles conservent encore une action trop énergique pour le plus grand nombre de malades, et que de là proviennent les mauvais effets de l'usage de ces eaux. Nous avons vu à Ax (Ariége), là où les eaux sulfureuses sont si nombreuses et si variées, qu'on y retrouve représentées les sources les plus renommées de la chaîne entière des Pyrénées, que l'établissement du *Couloubret*, celui qui a fait la réputation thermale d'Ax, et où les eaux sont peu riches au moment où elles sont versées dans les baignoires, est aussi celui qui inspire le plus de confiance aux médecins et aux malades, et cette opinion est fondée. Aussi, commence-t-on presque toujours le traitement par ces eaux, ou d'autres aussi peu riches qu'elles en principe minéralisateur, pour le terminer, si besoin est, par les eaux plus fortes des autres établissements.

Une autre considération milite encore en faveur de notre opinion : les eaux sulfureuses sont d'un usage fréquent et d'un effet incontestable dans les affections bronchiques et pulmonaires, ainsi que dans les maladies produites sous l'influence rhumatismale et nerveuse. Or, les malades ont à subir dans les établissements thermaux des Pyrénées les influences fâcheuses qui résultent de stations élevées et d'une température excessivement variable, même au cœur de la saison recommandée comme la plus favorable aux baigneurs, de telle sorte que ce nouvel état de chose vient le plus souvent ennihiler les bons effets que l'on pourrait espérer de l'usage des eaux, dans des circonstances meilleures. Le Masca, dans le département du Gers, réunit au contraire les conditions physiques, géographiques, et atmosphériques convenables pour que les malades retirent de bons effets de ses eaux. Les baigneurs peuvent compter ici sur l'heureuse influence de la position de cet établissement, situé au centre d'un petit bassin, dans une vallée bien éclairée, entourée d'humbles collines, parées d'une riche végétation, et où les variations atmosphériques sont à peine sensibles, et rendent la température douce et uniforme. A nos yeux, ce sont là d'heureuses conditions hygiéniques dont il faut tenir grand compte, et qui ont, nous n'en doutons pas, une belle part dans l'efficacité des eaux sulfureuses de cet établissement, sur les maladies auxquelles on les oppose avec tant de bonheur.

DE L'ACTION THÉRAPEUTIQUE

DES EAUX SULFUREUSES DU MASCA.

Nous sommes de ceux qui pensent que des eaux dans lesquelles on rencontre, à l'état de combinaison intime, les principes sulfureux que l'analyse chimique démontre dans celles du Masca, doivent avoir une action manifeste, quoique marquée à divers degrés, sur l'organisme de l'homme en santé comme en maladie, suivant l'idiosyncrasie des individus. Que des médecins de grand renom, que de spirituels frondeurs soutiennent le contraire, peu nous importe. Or, les effets des eaux sulfureuses du Masca, si souvent constatés, se réduisent, d'après les nombreuses observations recueillies par des médecins distingués de la contrée, aux suivants (1) :

Pendant que l'on fait usage de ces eaux, toutes les sécrétions sont sensiblement activées, principalement celles de la peau et des membranes muqueuses ; de là, les crises qui s'opèrent par la transpiration cutanée et pulmonaire, par les selles et par les urines.

D'après ce mode d'action, commun d'ailleurs à l'usage de toutes les eaux sulfureuses, on comprend que

____

(1) M. Pellefigue nous a communiqué de nombreux recueils d'observations concluantes sur les effets thérapeutiques des eaux sulfureuses du Masca, qui lui avaient été fournis par MM. Cortade, docteur médecin, à Auch ; Garat, docteur médecin, à Fleurance ; Lasmezas, docteur médecin, à Jegun; Deupés et Vignoles, médecins, à Lavardens, etc. Ces documents authentiques ont été déposés dans les bureaux du ministère de l'agriculture et du commerce.

celles du Masca soient rationnellement dirigées contre une foule d'affections passées à l'état chronique

C'est dans de pareilles circonstances qu'on les voit heureusement triompher des maladies de la peau et du système lymphatique, des scrophules, des engorgements glanduleux et de ceux des viscères, etc. On les a aussi préconisées contre les affections catarrhales soit des bronches soit des premières et secondes voies, et enfin contre ces névralgies de l'estomac et du tube intestinal, si diverses dans leurs formes, et d'une guérison si difficile à obtenir.

Les malades atteints de rhumatisme, ayant perdu toute acuité, ont retiré de bons effets de l'usage des eaux sulfureuses du Masca administrées en bain et en boisson ; les *boues* appliquées, comme topiques, sur les engorgements chroniques articulaires, dus au principe rhumatismal, ont fréquemment produit de bons effets.

Enfin les graveleux ont trouvé dans l'usage de ces eaux de grands avantages, ainsi que l'ont noté la plupart des médecins qui ont étudié leurs effets thérapeutiques, et cela ne doit point surprendre, si l'on fait attention que les eaux sulfureuses furent autrefois universellement appliquées à la guérison de cette cruelle affection.

Qu'il nous soit permis d'invoquer ici, à ce propos, le témoignage recommandable d'un médecin distingué établi depuis longues années à Jegun, commune limitrophe de Castera-Verduzan, sur la valeur thérapeutique des eaux sulfureuses du Masca, je laisse parler M. le docteur Lasmezas :

« Les eaux du Masca sont connues depuis fort long-temps dans le pays, comme jouissant de propriétés bien marquées dans certaines affections.

Les médecins, mes prédécesseurs dans ces contrées, les employaient souvent et avec succès dans les affections chroniques des poumons, ainsi que dans certaines maladies de l'estomac, telles que la dyspepsie et la gastralgie.

Rentré dans mes foyers depuis 1810, pour y exercer la médecine, je fus naturellement porté à m'assurer par moi-même si les eaux du Masca méritaient la réputation qu'on leur attribuait ; je dus donc faire, en tâtonnant, quelques essais, car je ne connaissais pas les principes qui entraient dans ces eaux, puisqu'elles n'avaient pas été analysées. Mes premières tentatives se portèrent d'abord sur les maladies des organes pulmonaires, et bientôt je fus convaincu que ces eaux produisaient de très-bons effets chez les personnes atteintes de bronchites chroniques, ce qui me détermina plus tard à les prescrire aux individus affectés de l'asthme ; j'eus lieu de me féliciter de ce nouvel essai. Ma pratique me confirme tous les jours que les eaux du Masca sont un moyen précieux pour combattre la dyspepsie et la gastralgie.

Plusieurs individus sujets à la colique néphrétique m'ayant assuré qu'ils retiraient de bons effets de l'usage des eaux du Masca, je les ai prescrites avec avantage à plusieurs personnes atteintes de la même affection. Moi-même, s'il m'est permis de me citer comme preuve de ce fait, j'ai obtenu de l'usage de ces eaux un résultat des plus heureux ; voici en peu de mots ce qui m'est arrivé : Au mois de juillet 1825, j'eus pour la première fois une attaque de colique néphrétique qui fut suivie de l'expulsion de quelques graviers rouges ; à partir de cette époque j'éprouvai, à des intervalles assez éloignés, des attaques qui toujours étaient suivies de l'expulsion de graviers rouges ; je ne fis presque rien pour combattre ce mal. Au mois de juillet 1834, siégeant comme juré aux assises du Gers, j'éprouvai une violente attaque de néphrite; le gravier descendu dans la vessie, les douleurs se calmèrent, mais je ne rendis point de gravier, ce qui me donna de l'inquiétude, parce que j'éprouvais un besoin fréquent d'uriner, et que je ressentais une petite douleur au bout du gland, qui m'annonçait la présence d'un corps étranger dans la vessie ; je restai dans cet état et sans employer aucun moyen pour combattre ce mal, jusques en 1836 époque à laquelle se joignit, aux symptômes ci-dessus relatés, une hématurie qui se renouvelait chaque fois que je montais à cheval; ce nouvel accident m'effraya un peu et me détermina à m'occuper de mon mal. Me rappelant les bons effets que certains graveleux avaient retirés de l'usage des eaux du Masca, je me déterminai à les boire. L'usage de ces eaux dont je buvais six verrées dans la matinée, produisit chez-moi un effet tel que, dans la soirée du second jour, elles me firent rendre des urines troubles et blanchâtres comme de la chaux délitée; et dans la nuit je rendis un gravier rouge, poli, pesant dix grains, recouvert encore en partie d'une légère couche de phosphate calcaire, semblable en tout à la substance que j'avais rendue par les urines et que j'avais fait dessécher; depuis cette époque, je n'ai plus rien ressenti du côté des voies urinaires.

En 1843, M. Pellefigue ayant fait construire des bains au Masca, j'ai eu occasion de les ordonner à des personnes atteintes d'affections rhumatismales et elles en ont éprouvé un soulagement notable. Un individu affecté d'une névralgie fémoro-poplitée, a vu disparaître cette douleur par l'usage de ces bains ».

Ajoutons que les eaux sulfureuses du Masca sont employées à l'intérieur et à l'extérieur, selon les prescriptions des médecins. Pour l'usage interne, on prend les eaux aux sources mêmes; leur température naturelle, quoique peu élevée, est suffisante; ces eaux sont légères et *bien passantes* ; elles sont presque toujours supportées par les estomacs les *plus faibles*, sans que leur injestion occasione le moindre dérangement. Le meilleur moyen d'en faire usage, c'est de les employer par verrées au sortir de la source, alors qu'elles n'ont pas eu le temps de perdre leurs principes gazeux.

Il est quelquefois indispensable, à cause d'une sensibilité exquise de l'estomac, d'associer à l'eau sulfureuse des liquides adoucissants qui tempèrent leurs effets, tels que le lait, le sirop de gomme. Dans quelques cas particuliers on la mêle en quantité déterminée par le médecin avec les eaux ferrugineuses provenant des sources voisines. Cet adjuvant est surtout utile pour triompher des affections chroniques chez des sujets épuisés, soit par de longues maladies, soit par suite d'intempérance.

DES SOURCES FERRUGINEUSES CRÉNATÉES DU MASCA

ET DE LEUR ACTION THÉRAPEUTIQUE.

Nous n'avons que peu de chose à dire des sources *ferrugineuses-crénatées* signalées au Masca, par MM. Noulet et Filhol, et dont ces Messieurs n'ont point encore fait connaître exactement la composition. Ces eaux sont claires, limpides, inodores, d'une astringence métallique marquée, styptique même ; elles déposent dans les réservoirs qui les reçoivent, un sédiment couleur de rouille et sensiblement onctueux. Au reste ces eaux, malgré ces caractères, contiennent une fort petite quantité de principe ferrugineux.

Les sources qui nous occupent paraissent presque aux limites de la prairie qui donne naissance à l'eau sulfureuse, à droite en descendant. En général, les sources sulfureuses accidentelles se montrent accompagnées, d'après M. Fontan (1), de sources ferrugineuses ; au Masca, ce fait est incontestable, de même qu'à Castera-les-Bains.

Moins recommandée que les eaux sulfureuses, on retire néanmoins un grand avantage de l'eau ferrugineuse, en l'employant seule ou mêlée à la sulfureuse, ainsi que je viens de l'indiquer.

Les eaux ferrugineuses ont une action tonique incontestable, qui employée à propos peut rendre des services réels, mais dont l'usage doit être dirigé avec de grands ménagements, par un médecin qui en surveil-

______

(1) Ouvrage cité.

lera attentivement les effets. Aussi croyons-nous devoir être sobres de recommandation dans l'emploi de ces eaux. Néanmoins, les sources ferrugineuses du Masca peuvent être heureusement utilisées en les opposant à quelque cas de chlorose, d'aménorrhée, de blémorrhée, de spermatorrhée, d'incontinence d'urine par débilité, et enfin contre certains engorgements abdominaux. Nul doute aussi que des malades ne trouvent dans leur usage la fin de ces interminables convalescences qui sont comme la suite obligée des graves maladies, comme aussi la disparition de ces fièvres d'accès, d'une guérison si difficile à obtenir, alors même qu'on leur oppose les anti-périodiques les plus variés.

Le tableau rapide que nous venons d'esquisser des ressources thérapeutiques et hygiéniques offertes par l'établissement du Masca ne peut manquer d'avoir en peu de temps une plus haute importance, lorsque aux faits acquis en ce moment à la science, mais recueillis comme par hasard, viendra s'ajouter le tableau exact des effets salutaires des eaux sulfureuses et ferrugineuses de ces thermes, dressé par des médecins spécialement chargés d'en diriger l'usage et d'en constater la valeur.

J.-B. NOUS, M

FIN.

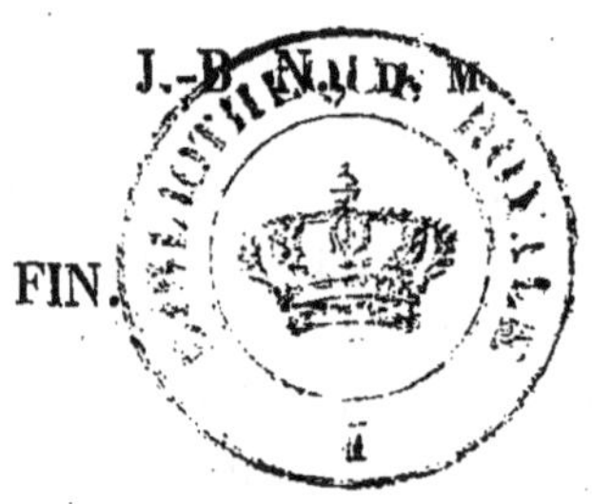